22
70

АГ311118

TRAITEMENT

DES

MALADIES CHRONIQUES

PAR LES

FUMIGATIONS CHIMIQUES

TRAITEMENT

DES

MALADIES CHRONIQUES

PAR LES

FUMIGATIONS CHIMIQUES

(SYSTÈME LÉON BONNET)

Par le docteur A. VILLETTE

Médecin de l'établissement de Passy

PRIX : **1** FRANC

SE TROUVE A PARIS

Chez l'Auteur	Rue des Moulins,
rue Neuve-St-Eustache, 44	N° 1 bis, à Passy à l'Établissement des Fumigations

Chez tous les Libraires

Octobre 1862.

BIBLIOTHÈQUE IMPÉRIALE IMPR.

EXPLICATIONS THÉORIQUES

SUR LE

MODE D'ACTION

DES

FUMIGATIONS

La digestion se compose d'une suite de phénomènes, qui tous concourent au même but : l'absorption des substances nutritives, destinées à réparer les pertes que fait éprouver à l'économie animale, le courant continuel de la vie.

Introduits dans la bouche, les aliments sont soumis à la mastication et à l'insalivation, travail préparatoire, auquel préside la volonté, et qui les dispose à subir dans l'estomac une élaboration plus intime. Beaucoup de personnes ont le tort très-grave, de ne pas prêter à l'accomplissement de ces deux phénomènes, tout le temps nécessaire : elles avalent, elles engloutissent, pour ainsi dire, les aliments qui, arrivant dans l'estomac sans être préalament triturés et humectés, occasionnent à cet organe un surcroît de travail, auquel il résiste bien pendant quelque temps, mais qui finit par le fatiguer ; les personnes qui ont cette funeste habitude, sont souvent atteintes d'affections nerveuses de l'estomac (dyspepsie, gastralgie), dont elles ne parviennent à se débarrasser, qu'en accordant à la mastication, toute l'attention voulue.

Arrivé dans l'estomac, le bol alimentaire, sous l'influence du suc gastrique, subit une élaboration intime qui le transforme en chyme. Celui-ci pénètre dans le duodenum, où il est soumis à l'action des liquides sécrétés par le foie, le pancréas et l'intestin.

Alors le chyme se divise en deux parties dont l'une solide, impropre à la nutrition, poursuit son trajet et est rejetée sous forme d'excréments. L'autre, liquide, d'une apparence blanchâtre, possédant les qualités nutritives, est absorbée par les vaisseaux lactifères, devient partie constituante du sang qui, ainsi revivifié, va porter à toute l'économie les éléments nécessaires à l'entretien de la vie.

Mais la propriété d'assimilation appartient-elle uniquement aux substances nutritives? Doit-on accorder aux vaisseaux absorbants la faculté de recevoir ce qui doit nous être utile, et de rejeter ce qui peut porter atteinte à la santé? Doit-on accorder au goût et à l'odorat le rôle intelligent et bienfaisant de sentinelles avancées, et leur attribuer, comme l'ont prétendu certains philosophes, le pouvoir de discerner les substances utiles des substances nuisibles? Évidemment, non; et tous les jours des exemples d'empoisonnement involontaire nous en donnent la preuve.

Il faut donc admettre que ce qui est contraire à la santé peut pénétrer dans l'économie, y apporter le trouble et le désordre, et même suspendre le cours de la vie.

La nature a tout prévu : outre le mode d'élimination par les matières fécales, elle a créé d'autres moyens émonctoires par les urines, les sueurs et l'exhalation pulmonaire. Elle a utilisé ainsi, pour débarrasser le corps humain, les trois formes sous lesquelles se produisent toutes les choses de la création. Ainsi les excréments représentent l'état solide ; les urines et les sueurs, l'état liquide ; l'exhalation pulmonaire, l'état gazeux. C'est un enseignement naturel, dont la médecine a su profiter ; car, à part quelques spécifiques trop rares, l'art de guérir roule en grande partie sur l'emploi des purgatifs, des sudorifiques et des diurétiques.

Chacun comprend l'importance qu'il y a, à ce que les fonctions de l'intestin et de la vessie s'exécutent régulièrement, leur suspension donnant lieu à des accidents immédiats.

Ce qui frappe moins, c'est le rôle capital de la transpiration, dont l'altération ne produit pas, comme dans les cas précédents, des effets presque instantanés. C'est ce que nous allons démontrer par une description succincte de la peau et de ses fonctions, et par des exemples, dont nous sommes témoins tous les jours, mais dont on ne tire pas, faute de réflexion, les conséquences qui en découlent. Nous ferons voir qu'un grand nombre de maladies chroniques n'ont d'autre origine qu'une altération des fonctions de l'enveloppe cutanée.

La peau est une membrane qui recouvre tout le corps, sans en altérer en quoi que ce soit les formes, auxquelles elle s'adapte de la façon la plus exacte. On ne peut pas en déterminer mathématiquement la surface, qui varie, du reste, suivant chaque individu. Néanmoins, par des calculs qui approchent beaucoup de la vérité, M. Sappey est parvenu à fixer d'une manière approximative, son étendue à 10 pieds carrés. On peut juger par là de l'influence que doit exercer sur la production de certains états pathologiques, le trouble des fonctions d'une surface aussi considérable.

La peau jouit de la propriété d'absorption, c'est-à-dire que les corps liquides et gazeux peuvent la pénétrer et arriver ainsi dans la circulation. Le siége anatomique où a lieu l'accomplissement de ce phénomène n'est pas encore démontré; mais le fait existe; les preuves ne manquent pas ; donnons-en quelques-unes.

A l'orifice des ouvertures naturelles du corps, la peau se transforme peu à peu en muqueuse. Cette transformation s'opère d'une manière tellement insensible, qu'on n'est pas encore parvenu à déterminer, d'une façon précise, la limite qui sépare les deux membranes; et on a pu dire avec raison que la muqueuse n'était qu'une peau renversée, et que celle-ci acquerrait bien vite les qualités de l'autre, si elle n'était exposée au contact de l'air.

Or, nous connaissons le rôle important de la muqueuse intestinale dans l'absorption des aliments : on peut donc accorder à la peau la même propriété, moins active à la vérité.

Chacun sait qu'à l'aide de bains et d'applications de compresses mouillées sur le corps, on parvient à calmer la soif : c'est encore une présomption en faveur de l'absorption de la peau.

Arrivons à des preuves plus concluantes : Berthold s'est pesé lui-même sur des balances d'une susceptibilité extrême. Son poids avait augmenté de 4 gros, après un quart d'heure de séjour dans l'eau, et d'une once 7 gros 38 grains au bout d'une heure.

Laissons parler les archives générales de médecine :

« M. Collard ayant tenu ses mains pendant une
« heure, dans un vase plein d'eau, dont il connaissait
« la capacité et la surface, il vit, après les avoir reti-
« rées, que le vase avait perdu plus d'eau qu'un autre
« vase qui avait été mis, autant que possible, dans
« des conditions tout à fait semblables. M. Collard a
« appliqué la main sur un entonnoir plein d'eau et
« fermé par en bas, et, peu à peu, il a vu la portion
« de peau circonscrite par l'entonnoir, se gonfler et
« paraître ventousée, comme s'il s'était fait dans cet
« endroit un petit vide. Il a répété la même expé-
« rience avec un entonnoir dont il avait gradué le col,
« et dans lequel il avait laissé une bulle d'air considé-
« rable, de sorte que la moindre absorption devait se
« déceler par l'abaissement du niveau de l'eau, et c'est
« en effet ce qui a été. »

Les gaz peuvent également pénétrer par

la surface cutanée. Chaussier a enfermé des lapins dans du gaz hydrogène sulfuré , de manière que la respiration pût se faire à l'air libre, et cependant ils ne tardèrent pas à mourir empoisonnés. Évidemment le poison s'était introduit par la peau.

Tous les jours, dans la pratique, n'avons nous pas recours à l'application d'emplâtres , aux frictions avec des pommades, et ne retirons-nous pas des effets évidents de ces moyens externes ?

Ainsi , il est bien démontré que la peau jouit de la propriété d'absorption. Que ce phénomène s'accomplisse par imbibition ou par endosmose, peu importe. Nous verrons plus tard le parti qu'un homme intelligent en a tiré depuis plusieurs années.

La peau n'est pas seulement un organe d'absorption : elle donne naissance aux ongles ; elle est, de plus, le siége de différents organes de sécrétion. Ce sont : les follicules pileux, les follicules sébacés et les glandes sudoripares.

Les cheveux et les poils sont produits par les follicules pileux; ils servent surtout à orner et embellir, quoiqu'ils ne soient pas sans utilité. Ainsi les sourcils et les cils sont évidemment destinés à protéger l'œil contre la sueur qui découle du front, et les petits corps qui voltigent dans l'air.

Les follicules sébacés donnent naissance à une matière grasse, qui se répand sans in-terruption sur la peau, à laquelle elle donne cet aspect luisant, qu'on remarque surtout le matin sur le visage, au sortir du lit, alors que l'évaporation, qui a lieu au grand air, n'a pas encore eu le temps d'exercer son action éliminatrice. Un fait qui trouve son explication dans ce phénomène, c'est la fa-cilité avec laquelle on se rase le matin. Quand cette sécrétion s'exagère, elle devient une maladie connue sous le nom d'acné sébacée. S'il y a occlusion de l'orifice d'un follicule,

la matière continuant à se sécréter, et ne
pouvant se répandre au dehors, il se forme
des tumeurs, plus ou moins volumineuses :
telle est l'origine des loupes.

D'autres glandes, en nombre infini, si-
tuées sur le derme, donnent naissance à la
transpiration. D'après divers auteurs, elles
seraient de plusieurs millions. Admettons
quelque exagération: il n'en est pas moins
certain que la quantité en est très-considé-
rable. Eh bien! quelque minime que l'on
puisse supposer la sécrétion de chacune
d'elles, il est facile de juger de l'influence
que doit avoir sur l'économie animale, un
appareil glandulaire aussi répandu; et on
comprendra que la suppression de la totalité
ou d'une partie de la sécrétion est la cause
la plus fréquente des maladies. Citons quelques exemples:

Il y a trois ans, je fus appelé près d'un de
mes clients ; il était atteint d'un rhumatisme

articulaire aigu. J'appris que quelques jours auparavant, étant tout en sueur, il avait pris un bain froid.

Au mois de septembre dernier, par une journée de chaleur étouffante, un chasseur est surpris par l'orage ; il rentre chez lui, éprouve quelques frissons ; trois jours après, il avait une pneumonie.

Dans ces deux cas, il est évident que c'est à la suppression brusque de la transpiration qu'il faut rapporter le développement de la maladie.

Mais ce qui frappe moins, c'est quand les fonctions de la peau s'altèrent insensiblement ; c'est cependant à cette altération progressive qu'on doit attribuer l'origine d'un grand nombre d'affections chroniques : et nous pouvons citer la goutte à l'appui de cette assertion.

La goutte est le produit d'un poison lent qui, développé sous l'influence de certaines conditions hygiéniques, s'empare peu à peu de l'économie en s'infiltrant dans tous nos tissus, et finit par décéler son existence par ce qu'on appelle une attaque de goutte. Si on interroge le malade en fixant ses souvenirs, on trouvera qu'avant cette première attaque, il remarquait depuis quelques années, un dépôt dans les urines, éprouvait des douleurs dans les reins, le long des jambes, douleurs erratiques, trop faibles pour attirer l'attention, et disparaissant assez promptement pour se laisser oublier. C'était l'élément morbide qui se faisait déjà sentir, essayait de se faire jour, mais qui n'était pas encore assez développé pour donner naissance au premier accès.

Quelle est la cause de la goutte ? Après l'hérédité, les professions sédentaires sont les causes les plus fréquentes de la maladie. Ainsi, les employés de bureau, les maîtres d'hôtel, les limonadiers, les hommes de cabinet, les savants, fournissent un large contingent au corps des goutteux. En effet, toutes ces personnes respirant toujours une atmosphère concentrée, ne prenant que peu d'exercice en plein air, il est évident que les fonctions de la peau perdent peu à peu de leur activité, et l'économie, privée de ce moyen naturel de décharge, est plus susceptible de recevoir les atteintes du mal. Ainsi nous voyons l'affection chronique la plus douloureuse, reconnaître pour principale cause le défaut de transpiration.

Le même raisonnement peut s'appliquer à un grand nombre d'autres maladies chroniques, telles que le rhumatisme, la névralgie sciatique, les maladies de la peau.

Avant de parler du traitement nouveau de ces diverses affections, disons un mot des difficultés que le médeciu rencontre dans la pratique.

La première est le manque de persévérance du malade qui se décourage bientôt, si au bout d'un certain temps, son traitement, qu'il a suivi avec plus ou moins de régularité, ne lui procure une prompte guérison. Il cesse toute médication ; les semaines, les mois, quelquefois même les années s'écoulent, et la maladie devient d'autant plus difficile à guérir qu'elle date de plus longtemps.

Un autre écueil est celui-ci : vous avez un malade docile, suivant exactement vos prescriptions qui amènent un mieux sensible. Malheureusement au bout d'un certain temps l'estomac se révolte, ne veut plus recevoir aucun médicament, on est obligé de suspendre le traitement, et le mal regagne bien vite le terrain qu'il avait perdu.

Une troisième difficulté, plus sérieuse que les deux autres, c'est quand la maladie a pour siége l'estomac lui-même et que cet organe ne peut rien supporter.

Ajoutons en dernier lieu, l'influence du moral, et citons, à ce sujet, les belles pa-

roles d'un de nos plus éloquents profes-
seurs ;

« Il y a dans l'homme, dit-il, cette partie morale
« qui exerce une influence tellement puissante, qu'une
« passion, une idée, un regard, rendent la machine
« folle et la mettent hors d'état d'exercer aucune de
« ses fonctions. »

Les eaux et les bains de mer, si à la mode
depuis plusieurs années, sont de puissants
auxiliaires de la médecine. Les bienfaits
qu'on en retire justifient jusqu'à un certain
point la vogue dont ils jouissent, quoique
dans un grand nombre d'affections chroniques, la médication thermale soit impuissante à amener une guérison radicale.
Comment admettre, en effet, que des maladies comme la goutte, le rhumatisme, les
dartres, etc., qui ont souvent mis de longues
années à se développer, puissent disparaître
pendant une saison, dont la durée dépasse

rarement trente ou quarante jours? C'est un temps trop court pour se débarrasser d'un état diathésique dont on apporte parfois le germe en naissant.

Du reste, dans l'intervalle d'une saison à l'autre, l'économie n'étant plus soumise à l'influence des eaux, le mal, qu'on était parvenu à modifier, ne tarde pas à reprendre le dessus. Une nouvelle saison procure les mêmes avantages, qui sont encore suivis d'une nouvelle déception.

En présence de ces difficultés, ne semblerait-il pas que les affections chroniques soient au-dessus des ressources de la médecine, et que le malade n'ait d'autre alternative que le désespoir ou une vie pleine de souffrances?

Heureusement il n'en est rien ! une nouvelle méthode qui ne date que de quelques années, est venue prêter son concours à l'art de guérir, surtout dans le traitement des hroniques. Nous voulons parler des *Fumigations-chimiques* dont **M. Bonnet** est l'heureux inventeur, et dont la découverte est due à une expérience toute personnelle.

M. Bonnet s'occupait de la conservation des viandes et des cuirs, à l'aide de certaines préparations chimiques pour lesquelles il avait obtenu un brevet. Il se livrait avec ardeur à ses travaux, sans s'occuper d'un rhumatisme et d'une maladie de la peau, dont il était atteint depuis de longues années, et contre lesquels il avait vainement lutté. Quel ne fut pas son étonnement de voir ces deux affections diminuer peu à peu et disparaître complétement ! A quoi était due cette guérison inespérée ? Il chercha à se l'expliquer. Les études médicales et anatomiques qu'il avait faites, et pour lesquelles il avait toujours eu beaucoup de goût, les cours qu'il avait suivis sous nos grands maîtres dans les hôpitaux, l'aidèrent dans cette circonstance, et avec cette puissance d'intuition dont il nous donne des preuves tous les jours, il comprit que sa guérison devait être attribuée aux émanations au milieu desquelles il était continuellement. Ce fut un trait de lumière ; et ce fait, qui serait passé inaperçu pour tant d'autres, devint pour lui un sujet d'études. Il vit tout le parti qu'on pouvait tirer de la faculté d'absorption que possède la peau.

Il se dit : Un grand nombre d'affections chroniques sont dues à une altération des fonctions de la peau ; rendons à cet organe les facultés qu'il a perdues, et la cause des maladies étant détruite, celles-ci devront sinon disparaître, du moins ne pas augmenter. Mais le mal ayant séjourné un temps plus ou moins long dans l'économie, y a occasionné des désordres qu'il faut réparer ; se rappelant alors la répugnance extrême des malades à prendre les médicaments, M. Bonnet utilise, et c'est là le point capital de sa découverte, l'absorption de la peau,

pour faire pénétrer dans l'économie ces mêmes médicaments que le malade n'aurait pu
prendre d'une manière continue et parfois
sans danger pour l'estomac.

Pénétré de l'idée que sa découverte est
appelée à un grand avenir, il n'hésite pas à
abandonner une affaire brillante, et se livre
à des expériences où il sacrifie une partie
de sa fortune. Il obtient des résultats satisfaisants; et avec des appareils encore impar-
faits, il commence à donner des fumigations, et arrive à des guérisons tellement
inespérées qu'il est surnommé dans Grenelle,
qu'il habitait alors, le guérisseur du peuple.

Encouragé par ces premiers succès, il
créa son établissement de Passy, où sans pu-
blicité aucune, il parvint à cette vogue dont
nous sommes témoins, et que de nombreu-
ses guérisons augmentent tous les jours.

Le mode de traitement est fort simple, et
sans danger aucun pour la santé. Le malade
est placé dans un appareil où on obtient le

vide, à l'aide de certains moyens ingénieux ; une douce chaleur dilate les pores de la peau, qu'elle prépare à l'absorption des produits chimiques qui, en se vaporisant dans l'appareil, enveloppent le corps d'une atmosphère médicamenteuse, en laissant toutefois au malade la faculté de respirer librement. On reste ainsi pendant vingt ou vingt-cinq minutes, temps suffisant pour que les gaz pénètrent dans l'économie. Il est inutile d'ajouter que les médicaments varient suivant la nature de chaque maladie.

Les malades qui voient dans les eaux et les bains de mer un moyen de guérison, peuvent se faire traiter à Passy, car M. Bonnet est parvenu à volatiliser les principes actifs qui entrent dans leur composition, et qui, pour être administrés à l'état gazeux, ont au moins autant d'efficacité que sous forme de bains et de douches, comme on les prend habituellement.

Les inconvénients que nous avons signa-

lés sur l'imperfection du traitement hydro-
minéral, n'existent pas ici, puisque la médication peut être suivie toute l'année, sans
laisser à la maladie le temps de revenir dans
l'intervalle d'une saison à l'autre. Aussi,
n'est-il pas surprenant qu'on obtienne à
Passy des cures extraordinaires, et que des
malades réputés incurables, en sortent non-
seulement guéris, mais pour ainsi dire ré-
générés.

A l'appui de ces assertions, nous allons
citer quelques exemples :

Première observation. Chlorose.

Madame X., 30 ans, sans profession, réglée à l'âge
de 15 sans difficulté; cette fonction s'est toujours ac-
complie régulièrement; cette dame n'a jamais eu
d'enfants, n'a fait aucune maladie, et se trouve dans

de bonnes conditions hygiéniques. Il y a trois ans, sar
cause connue, elle est prise subitement de manqu
d'appétit, digestions laborieuses, douleurs d'estoma
palpitations, accidents névralgiques à la face et dar
les espaces intercostaux. Bientôt apparaissent d
perles blanches; le sang devient pâle et décoloré; un
profonde tristesse s'empare de la malade qui présen
tous les symptômes d'un état chlorotique caractéris
Depuis cette époque, elle a suivi tous les traitemen
indiqués en pareille circonstance; elle a eu recours au
eaux, aux bains de mer, sans obtenir la moindre amé
lioration; elle s'affaiblissait de jour en jour. Au mo
d'août 1861, cette dame se présente à l'établissemen
Tous les symptômes de la chlorose s'étaient accru
considérablement; la faiblesse était extrême et so
moral très-abattu. Eu égard à ces circonstances, nou
procédâmes avec beaucoup de prudence. La premièr
fumigation ne dura que dix minutes. Elle fut assez bie
supportée.

La seconde et la troisième ne durèrent pas plu
longtemps. Au bout de cinq ou six fumigations, l'ap
pétit revint, les digestions furent moins pénibles,
pouls se releva, nous pûmes alors prolonger la duré
des séances.

Bientôt la malade se sentit renaître; les douleur

évralgiques diminuèrent chaque jour; le coloris de la
nté remplaça peu à peu la pâleur chlorotique, et au
out de trois mois, pendant lesquels cette dame avait
ris vingt-cinq fumigations, elle était complétement
iérie. Depuis ce temps les accidents n'ont plus re-
aru; mais, par mesure de précaution, elle n'a pas
oulu cesser un traitement qui lui a si bien réussi :
le prend de temps à autre une fumigation.

Cette dame, dont l'estomac fatigué ne
ouvait plus rien supporter, qui s'était
ue forcée d'abandonner tout traitement,
oit d'une manière bien évidente, sa guéri-
on à la nouvelle méthode, qui a utilisé
vec tant de succès pour elle la faculté
'absorption que possède la peau.

D'autres cas de chlorose que nous ne
apporterons pas, nous ont donné des ré-
ultats aussi satisfaisants.

Seconde observation. Paralysie.

Mme K. est âgée de 49 ans ; elle a eu plusieurs enfants, le dernier à l'âge de 33 ans. Elle a cessé d'être réglée il y a quelques années. Elle n'a jamais été malade jusqu'à 40 ans, où elle fut prise d'un rhumatisme général qui lui dura deux mois, et qu'elle rapporta à l'humidité d'une maison nouvellement construite qu'elle habitait à cette époque. Elle ne s'est plus jamais ressentie de ses douleurs.

En 1859, époque de son âge critique, elle s'aperçut d'un peu de faiblesse dans les jambes ; les longues courses lui devinrent bientôt impossibles ; elle éprouvait des douleurs le long de la colonne vertébrale, des fourmillements à la plante des pieds, qui étaient devenus presque insensibles, au point de ne plus distinguer le sol sur lequel elle marchait. Son médecin lui déclara qu'elle était atteinte d'une affection de la moëlle et lui laissa très-peu d'espoir de guérison. Elle suivit néanmoins plusieurs traitements avec beaucoup de persévérance. Mais son état ne faisait que s'aggraver ; et au mois de septembre de l'année dernière, elle ne pouvait pas faire dix pas. C'est alors qu'elle commença le traitement par les fumigations. Dès la première fumigation, il lui semble, pour nous servir de son expression, que ses jambes se détendent, et qu'elle va pouvoir marcher comme autrefois. La guérison ne devait pas être aussi rapide. Cependant après douze fumigations, elle éprouvait une amélioration sensible; la marche se faisait plus facilement, les fourmillements avaient à peu près disparu. Ce ne fut, toutefois, qu'au bout de trente-trois fumigations qu'elle se trouva complétement guérie.

Elle fut si heureuse de cette guérison inespérée, qu'elle devint un des propagateurs les plus ardents du nouveau système; et tous les jours elle nous envoie des malades, dans l'espoir de leur procurer le même bienfaits.

Avons-nous eu affaire à une altération de la moëlle, comme l'ont prétendu plusieurs de nos célébrités médicales qu'elle avait consultées? Ou bien est-ce le rhumatisme d'il y a dix ans qui s'était rejeté sur les enveloppes de la moëlle? Nous serions plutôt tentés d'adopter cette dernière opinion.

Nous avons des nouvelles de la malade qui continue à se bien porter.

Troisième observation. Goutte.

M. de Luscan, officier de cavalerie, est âgé de 46 ans ; il n'a jamais fait d'excès, n'a eu aucune espèce de maladie jusqu'à l'âge de 28 ans, où il fut pris, à l'orteil droit, d'un accès de goutte, qui dura une dizaine de jours, auquel il ne prêta qu'une médiocre attention. Quoique son père eût été goutteux dès l'âge de 30 ans, il ne supposait pas, avec le genre de vie qu'il avait toujours mené, qu'il pût être atteint, à son tour, de cette cruelle maladie. Il fut bientôt désillusionné ; car, à partir de cette époque, il ne se passa pas d'année où il ne ressentît des accès plus ou moins longs, malgré les traitements de toute nature auxquels il eut recours.

Dès l'année 1858, la maladie se développa chez lui avec une intensité rare, à tel point qu'il était obligé de garder le lit trois ou quatre mois tous les ans.

En octobre 1860, à la suite d'un faux pas, il fut pris d'un nouvel accès, qui devait être plus affreux que les précédents; car, au mois de mai 1861, les douleurs le retenaient encore au lit. Rien n'avait pu lui procurer le moindre soulagement.

C'est alors qu'ayant entendu parler de l'établissement de M. Bonnet, il se décida à faire le voyage de Saint-Mihiel à Paris. Le trajet fut extrêmement douloureux. A son arrivée à Passy, on fut obligé de le transporter dans l'étuve, car il y avait impossibilité absolue de marcher. Nous remarquons avec surprise que, malgré le grand nombre d'accès de goutte que M. de Luscan a éprouvés, il n'existe pas de nodosités autour des articulations.

20. — *Première fumigation.* — Gonflement notable des pieds et du genou avec engourdissement dans ces parties.

21 et 22. — Mêmes phénomènes. Les douleurs persistent.

24. — Pas de changement.

26. — *Cinquième fumigation.* — M. de Luscan peut

poser le pied par terre sans trop de souffrances; il marche avec deux béquilles sans être soutenu.

A la sixième fumigation, il marcha avec une seule béquille et une canne; à la huitième, avec une canne. A la dixième, il allait, disait-il, la canne sous le bras, en amateur. Et il retourna à Saint-Mihiel pour reprendre son service.

Depuis cette époque, M. de Luscan ne manque pas de venir de temps à autre, prendre une série de sept ou huit fumigations, pour empêcher le retour du mal. Cette précaution lui a réussi; car nous l'avons vu, il y a quelques jours (août 1862), et nous avons constaté avec grand plaisir son complet rétablissement.

D'autres goutteux, qui avaient régulièrement deux ou trois attaques par an, sont parvenus à les éviter depuis deux ans, en venant avec assiduité, tous les quinze ou vingt jours, prendre une ou deux fumigations.

Quatrième observation. Névralgie sciatique.

M. Rouxel, 26 ans, homme de peine, travaille à la culture; pas de maladie antérieure, excepté une fracture de côte occasionnée par une chute. Il y a sept mois, en montant dans un moulin, chargé d'un sac de blé, il est pris d'une douleur au jarret gauche. Cette douleur passe rapidement; mais le soir il éprouve une grande difficulté pour retourner chez lui. Il se couche, la chaleur du lit amène un grand soulagement. Le lendemain il se lève bien portant; mais le mal reparaît après les fatigues de la journée. Ces alternatives durèrent trois mois, pendant lesquels il put toutefois continuer ses occupations. Le froid augmentait les souffrances. A la suite d'une saignée, la douleur se propagea en bas, le long du mollet, jusqu'aux extrémités des doigts, et, en haut, à la partie postérieure de la cuisse : en un mot, tout le nerf sciatique fut pris; et M. Rouxel fut obligé de garder le lit.

Pendant quatre mois, purgations, frictions, bains de vapeur aromatiques, vésicatoires, cautères le long du nerf; rien ne procura la moindre amélioration.

Le 25 juillet dernier, le malade se présente à la consultation. Les symptômes signalés plus haut existent dans toute leur intensité : le traitement est commencé le jour même.

La première et la seconde fumigation déterminent une exacerbation des douleurs, à tel point que le malade découragé veut cesser la médication. Une expérience de tous les jours nous ayant appris que les premières fumigations déterminent souvent une exagération des douleurs, nous l'engageons vivement à continuer.

La troisième n'augmente plus ses souffrances.

A la quatrième, il commence à marcher avec un peu moins de difficulté.

La cinquième amène un mieux sensible; il marche bien à l'aide d'une canne qui lui devient inutile à la septième.

Il veut cesser le traitement; mais pour rendre sa guérison complète, nous lui faisons encore prendre quelques fumigations; à la douzième, il était complétement rétabli.

Cinquième observation. Névralgie sciatique.

M. V...., 36 ans, ingénieur des Mines; obligé, par profession, à descendre dans les puits et à parcourir les tunnels, il est exposé aux froids humides. Aussi des douleurs rhumatismales se firent-elles sentir de bonne heure aux bras, à l'épaule, au cou et dans les reins. Il y a deux ans (en 1859), les eaux de Bourbonne lui procurèrent un grand soulagement; mais les douleurs ne tardèrent pas à reparaître; et, cette année, les eaux ne lui apportèrent aucune amélioration.

Aujourd'hui (janvier 1861) il est atteint d'un lombago et d'une névralgie sciatique gauche occupant toute l'étendue du nerf.

Nous ne relaterons pas toutes les phases du traitement; qui n'a duré qu'un mois, au bout duquel il était complétement rétabli.

Nous venons de voir deux névralgies sciatiques, rebelles à des médications suivies avec persévérance, guéries rapidement par les fumigations. Est-ce à dire que la médecine soit impuissante à guérir cette affection? Non certes. Les frictions calmantes, les vésicatoires, les cautères, les traînées de feu procurent un grand soulagement à ceux qui ont le courage de se soumettre à des moyens aussi violents. Il existe encore un remède héroïque contre cette cruelle maladie, remis en vigueur dans ces dernières années : nous voulons parler de l'*Huile essentielle de Térébenthine*, administrée à l'intérieur, qui amène presque toujours une guérison rapide. Il n'y a qu'un inconvénient à l'emploi de ce médicament, c'est que sur dix malades, huit au moins sont obligés d'y renoncer par suite des désordres qu'il occasionne dans l'estomac et dans les intestins. Aussi, pour éviter de porter le trouble dans le tube digestif, il ne faut pas hésiter à utiliser la faculté d'absorption que possède la peau en recourant aux fumigations qui n'ont aucun des inconvénients que nous venons de signaler.

Sixième observation. Kyste de l'ovaire.

Madame R...., âgée de 39 ans, n'a jamais eu de maladie. Mariée à l'âge de 26 ans, elle a eu cinq enfants en très-peu d'années, le dernier il y a quatre ans.

Toujours bien réglée depuis l'âge de 15 ans, jusque dans ces derniers temps. Ses grossesses n'ont présenté aucune particularité jusqu'à la troisième, à la suite de laquelle il est survenu une tuméfaction considérable du ventre, accompagnée d'une douleur à la fosse iliaque gauche. On constata alors l'existence d'un kyste de l'ovaire gauche, qui resta stationnaire et qui ne l'empêcha pas d'avoir deux autres enfants. Mais après la dernière couche, la douleur signalée plus haut revint avec intensité; le ventre prit un développement considérable; la marche devint excessivement pénible, la respiration difficile; des bourdonnements d'oreilles s'ajoutaient encore à toutes les souffrances, Mᵐᵉ R.... dépérissait de jour en jour. Malgré tous ces symptômes alarmants, les époques n'avaient cessé de se faire régulièrement.

Au mois de janvier dernier, on fit une première ponction qui donna vingt ou vingt-cinq litres d'un liquide couleur chocolat. Mais les accidents ne tardèrent pas à reparaître avec une intensité telle, qu'au bout de six semaines une seconde ponction fut jugée nécessaire. Elle fut pratiquée immédiatement (mars 1862), sans qu'on eût égard à l'époque menstruelle, dans laquelle cette dame se trouvait en ce moment. On retira à peu près la même quantité d'un liquide blanchâtre un peu épais. Cette dernière opération fut suivie d'accidents assez sérieux pour faire craindre l'imminence d'une péritonite, et dès lors Madame R.... ne voulut plus entendre parler de nouvelle ponction, malgré le développement considérable que reprit le ventre presque immédiatement.

Au mois de mai, madame R.... se présente à la consultation; elle pouvait à peine marcher; la respiration était excessivement gênée; les traits de la figure exprimaient une anxiété profonde; l'appétit était à peu près nul. La peau de l'abdomen était tellement distendue qu'il était de toute impossibilité de la prendre entre les doigts. Les règles n'avaient pas reparu depuis les premiers jours de mars.

Dès la seconde fumigation, l'appétit revint; et depuis lors il n'a cessé de se soutenir régulièrement.

Madame R..., a pris vingt fumigations; et aujourd'hui les traits de la figure respirent la santé; la marche se fait avec une grande facilité relative ; la respiration est à peine gênée, et notre malade a pu monter, il y a quelques jours, un escalier de 125 marches. La circonférence du ventre a diminué de dix centimètres.

Nous avons lieu d'espérer que nous arriverons à une guérison complète du kyste, si madame R.... continue à suivre le traitement avec autant de persévérance qu'elle l'a fait jusqu'ici.

Septième observation. — Coxalgie.

Madame X...., vingt-cinq ans, d'une constitution robuste, a toujours joui d'une bonne santé. Toujours bien réglée depuis l'âge de treize ans, sans pertes blanches, elle n'a jamais eu d'enfants. Il y a quatre ans, elle commença à éprouver une certaine roideur en marchant, avec quelques douleurs à l'articulation de la hanche, au genou et le long de la cuisse, du côte gauche ; n'aimant guère à s'occuper de sa santé, elle n'y prêta qu'une attention médiocre.

Cependant les douleurs augmentaient de jour en jour, et bientôt madame X .. fut obligée de garder le lit et d'avoir recours à son médecin, qui reconnut l'existence d'une coxalgie. Cette terrible affection fut combattue par les émissions sanguines locales, par les révulsifs, de la façon la plus énergique : on aurait appliqué, au dire de la malade, une vingtaine de vésicatoires autour de l'articulation coxo-fémorale.

Cependant madame X... n'éprouvait pas de mieux, elle ne pouvait remuer le membre sans réveiller des douleurs atroces. Elle avait renoncé à tous traitements, voyant qu'ils n'aboutissaient à rien. Elle ne pouvait sortir qu'en voiture, et elle éprouvait des difficultés, des souffrances cruelles pour y monter et en descendre.

Le 15 janvier 1862, madame X... se présente à la consultation. Nous constatons l'état suivant : Bonne constitution apparente; au moindre mouvement, violentes douleurs à l'articulation coxo-fémorale et au genou; il est de toute impossibilité d'écarter la jambe gauche, qui ne paraît allongée ni raccourcie. Nous augurons favorablement de cette circonstance, et nous engageons madame X... à se soumettre au traitement des fumigations Elle y consent, sans accorder grande confiance à cette nouvelle tentative. Elle suit le traitement avec une grande ponctualité, quoique les premières fumigations n'aient d'autre effet, comme cela arrive souvent, que d'exaspérer les douleurs. Cependant elle ne se décourage; c'est le dernier essai qu'elle fait; elle le poursuit énergiquement.

Nous arrivons à la vingt-troisième fumigation, sans obtenir aucun résultat. La vingt-quatrième opère une détente du membre, et nous constatons une diminution notable des douleurs de la hanche et du genou. Bientôt madame X... est dédommagée de sa persévérance; chaque fumigation désormais amène une nouvelle amélioration; elle commence à marcher avec une canne, sans l'aide d'un bras; et au mois de mai elle marchait sans douleur, n'ayant besoin d'aucun soutien et n'éprouvant qu'un peu de roideur dans l'articulation coxo-fémorale.

Nous avons vu la malade il y a quelques jours; le mieux se soutient, et la roideur diminue sensiblement.

Ainsi voilà une affection grave, qui fait le désespoir de la médecine, guérie par les fumigations chimiques. Cette cure est tellement belle qu'elle parle d'elle-même, et nous n'ajouterons qu'une seule réflexion, c'est que sans l'énergie et la constance de la malade à suivre notre traitement, le moindre inconvénient eût été ou une luxation ou une ankylose de l'articulation coxo-fémorale.

Huitième observation. — Eczéma.

M. R...., âgé de 64 ans, sans occupation, a toujours été délicat, sans faire toutefois d'autre maladie qu'une petite vérole, à l'âge de 24 ans, qui dura une vingtaine de jours, et qui fut suivie d'une diarrhée, dont il ne parvint à se débarrasser qu'avec assez de difficulté. A 'âge de 36 ans, il survint à la partie antérieure et moyenne de la jambe droite, un bouton qui fut l'origine d'une éruption eczémateuse, laquelle ne tarda pas à s'étendre sur toute la partie antérieure de la jambe. Pendant trois ans il combattit sans succès cette maladie herpétique ; il se décida alors à se rendre à Barèges. Une saison amena une amélioration notable ; on s'apercevait toutefois que le mal avait une grande tendance à reparaître. Néanmoins, M. R...., grâce à de grandes précautions, se maintint dans d'assez bonnes conditions de santé, jusqu'en 1856, où les mêmes accidents qu'il avait eus autrefois reparurent au même endroit et ne tardèrent pas à occuper toute la partie antérieure de la jambe; peau violacée, vésicules, croûtes fendillées, douleurs vives tout le long du membre; il fut pris en même temps d'une éruption de même nature, à la partie postérieure de chaque bras. On lui conseilla alors les eaux de Luchon, qui firent disparaître à peu près la maladie. Mais ce bien-être ne devait être que de courte durée; car, il y a deux ans, l'affection se montra de nouveau, toujours à la jambe droite d'abord, puis aux avant-bras; elle resta limitée à ces parties pendant trois ou quatre mois. Mais bientôt tous les membres furent pris, et ils n'offraient plus que l'aspect d'une vaste plaie donnant naissance à un liquide séro-sanguinolent qui répandait une odeur infecte, insupportable pour le malade lui-même. Ce monsieur se soumit, à Paris, au traitement d'un médecin qui s'est acquis une certaine célébrité dans ce genre d'affections. Pendant huit mois, il suivit avec la plus grande régularité les prescriptions de notre confrère; voyant qu'il n'allait pas mieux, il abandonna le traitement. Le 15 mai 1861, il se présente à la consultation. Nous constatons l'état suivant :

Les membres inférieurs donnent naissance dans toute

leur étendue à un liquide séreux qui, en se desséchant, forme des croûtes épaisses qui se crevassent au moindre mouvement. Il en résulte des douleurs cuisantes atroces; aussi le malade évite-t-il la marche, tant elle est pénible. Le tiers inférieur du bras, dans tout son pourtour, et tout l'avant-bras, y compris le dessus des mains, sont recouverts d'une éruption de même nature. Une odeur nauséabonde, insupportable au malade lui-même, s'échappe de toutes les plaies. Au milieu de tout ce cortége de symptômes inquiétants, l'état général se maintient relativement dans un état satisfaisant. La figure fait voir toutefois un état de souffrance notable.

Nous ne décrirons pas tous les phénomènes qui se sont manifestés pendant le cours du traitement. Constatons seulement qu'au bout de six semaines il ne restait plus de trace de l'affection repoussante que nous venons de décrire. Voilà près de deux ans que M. R.... est guéri, sans qu'il se soit manifesté la moindre apparence de rechute. Il marche, il va à la chasse, où il fatigue les plus intrépides.

Neuvième observation. Psoriasis.

M. X..., âgé de 36 ans, d'un tempérament nervoso-sanguin, n'a jamais fait de maladie sérieuse. Il n'existe dans la famille aucune trace d'affection héréditaire. Il y a dix ans, il fut pris au cuir chevelu d'un eczéma qui ne tarda pas à perdre le caractère de l'éruption eczémateuse pour revêtir la forme sèche; elle s'était transformée eu psoriasis. Tout le cuir chevelu était recouvert de croûtes sèches. Sous quelle influence cette affection s'est-elle développée? Je l'ignore. J'engageai ce monsieur, dont j'étais le médecin ordinaire, à consulter un spécialiste. Il s'adressa à un dermatologiste distingué dont il suivit les conseils avec une scrupuleuse exactitude, et qui l'envoya à Baréges en 1850. Le traitement thermal parut réussir ; car, à son retour des Pyrénées, M. X... avait la tête complétement dégagée, à part une petite rougeur à la nuque. Cet état ne devait pas durer longtemps; car il n'était pas revenu de six semaines, que les accidents reparurent avec intensité; non-seulement le cuir chevelu fut de nouveau atteint, mais le mal gagna le cou, les deux tiers supérieurs de la poitrine en avant et en arrière, et les membres supérieurs. Nouveau traitement sans résultat ; en 1851, un séjour de six semaines aux eaux de Barèges amena une légère amélioration qui dura encore moins que la première ; car le psoriasis fit de nouveaux progrès, malgré les médications les plus variées et les plus énergiques auxquelles M. X... se soumit avec un courage vraiment extraordinaire. Il visita successivement, les années suivantes, Barèges, Luchon, Loech, Uriage. Le bien qu'il retirait du traitement n'était jamais de longue durée, et chaque fois le mal reprenait le dessus avec une nouvelle vigueur, de sorte qu'en 1860 M. X... était couvert de croûtes psoriasiques de la tête aux pieds. C'est dans cet état qu'au mois d'octobre de la même année, il consent, sur nos instances, à se faire traiter par les fumigations chimiques, dont nous avions déjà pu apprécier toute l'efficacité dans des circonstances semblables. Il commença au mois d'octobre à se faire soigner.

Les douze premières fumigations n'amenèrent aucun résultat. Les squammes se détachaient bien avec une grande facilité, mais elles reparaissaient bientôt aussi épaisses. Ce ne fut guère qu'à la quinzième fumigation que les croûtes de la tête reparaissaient moins épaisses. Ce léger mieux encouragea le malade, qui suivit son traitement malgré les froids les plus rigoureux. Il n'eut pas à s'en repentir, car la recrudescence qui se manirestait chaque année au printemps, non-seulement n'eut pas lieu; mais l'amélioration était tellement sensible, que M. X... ne douta plus un seul instant de la guérison que nous lui avions fait espérer. Au mois de mai 1861, la tête et le tronc étaient complétement dégagés. Il ne restait plus trace de la maladie qu'aux membres supérieurs et inférieurs.

Au bout de quatorze mois de traitement, M.X....fut enfin débarrassé de cette affreuse maladie qu'il portait depuis si longtemps, qui avait résisté aux prescriptions de nos plus grands médecins, aux médications les plus énergiques, aux eaux thermales les plus vantées et les plus efficaces contre ces sortes d'affections.

Cette observation nous fait voir avec quelle persévérance les maladies de la peau doivent être combattues; aussi ne saurions-nous trop encourager ceux qui ont le malheur d'en être atteints à ne pas se laisser décourager par la longueur du traitement.

La méthode nouvelle en est encore à se
débuts; cependant elle occupe déjà sa plac
dans l'art de guérir. Les succès obtenus n
sont pas l'effet du hasard; ils reposent su
des bases sérieuses. En effet, nous avon
suffisamment établi la faculté d'absorptio
que possède la peau et combien il est avant;
geux pour un malade de prendre, pour ains
dire, sans s'en douter, les médicaments le
plus répugnants pendant des semaines et de
mois entiers. Or, si ces médicaments avaien
dû passer par l'estomac, cet organe, comm
nous le voyons tous les jours dans la prati
que, s'en serait bien vite lassé; une interrup
tion fût devenue indispensable, interruptio
toujours fâcheuse dans le traitement des af
fections chroniques, qui doivent toujour
être combattues sans relâche; car il est im
possible d'admettre que des maladies, telle
que la coxalgie, la goutte, l'eczéma chroni
que, etc., etc., puissent disparaître sous l'in
fluence d'une médication, quelque énergiqu

qu'elle soit, si on ne peut la suivre avec persévérance. Il faut, pour en détruire le germe,
des modificateurs puissants, employés d'une
manière continue, qui, en s'infiltrant peu à
peu dans l'économie, attaquent le principe
du mal, régénèrent le sang et procurent ainsi
une guérison solide et durable.

Les exemples que nous avons cités plus
haut témoignent de l'efficacité du système
de Passy, qui, du reste, n'a pas dit son dernier mot.

Il y a un témoignage flatteur pour nous,
que nous sommes heureux d'invoquer;
c'est l'exemple donné par plusieurs hono-
rables confrères, qui se soumettent à notre
traitement avec docilité, dans l'espoir de
se débarrasser d'affections, dont ils ont vu
plusieurs de leurs malades guéris à l'établissement.

Tous les jours on apporte des per-
fectionnements soit dans les appareils, soit
dans la manière d'administrer les fumiga-

tions; tous les jours aussi, nous voyons des maladies, sur lesquelles nous ne croyions pas avoir prise, disparaître sous l'influence des fumigations; et, parmi ces maladies nous citerons les quelques succès que nous avons obtenus dernièrement dans la réduction des chutes de matrice, cette cruelle infirmité qui fait le désespoir de tant de femmes.

Aussi M. Bonnet, en se dévouant à son œuvre, avec une abnégation dont on voit peu d'exemples, s'est-il acquis des droits incontestables à la reconnaissance de l'humanité!

Anc Mon Bénard. — Seringe Fres et Poitevin, place du Caire, 4.
Poitevin, r. Damiette

www.ingramcontent.com/pod-product-compliance
Ingram Content Group UK Ltd.
Pitfield, Milton Keynes, MK11 3LW, UK
UKHW021630090726
13657UKWH00004B/1561